Le Sang Doit Couler

Comprendre l'Artériopathie Périphérique (AOMI): Science, nutrition, soutien par les plantes et guérison basée sur la foi

Dr. Serge Jean-Baptiste (Docteur En Théologie)

Herboriste certifié & Éducateur en nutrition

ISBN: 9798995766452

LCCN: 2026915562

Avertissement

Ce livre, Le Sang doit couler, contient des interprétations de textes bibliques et de concepts spirituels fondées sur la formation académique, l'étude personnelle et la perspective théologique de l'auteur.

Ces interprétations n'ont pas pour but de remplacer ou de contredire une doctrine religieuse établie, des enseignements confessionnels ou des croyances individuelles. Les lecteurs sont encouragés à étudier les Écritures de manière indépendante et à rechercher les conseils de leurs propres dirigeants spirituels ou communautés de foi.

L'auteur présente ces réflexions avec respect pour la diversité des traditions religieuses et reconnaît que la compréhension des textes sacrés peut varier d'une personne à l'autre.

Cet ouvrage vise à inspirer la réflexion, la croissance spirituelle et un engagement plus profond envers les enseignements bibliques.

Dédicace

Je donne tout honneur et toute gloire à Dieu, la source de toute sagesse, connaissance et intelligence. Par Sa direction divine, j'ai été béni du discernement nécessaire pour interpréter Sa Parole dans la riche et sacrée tradition des Saintes Écritures. Cette œuvre n'est pas la mienne seulement, mais un reflet de Sa vérité révélée par l'étude, la prière et la perception spirituelle.

J'exprime ma profonde gratitude aux enseignants, théologiens et dirigeants spirituels qui ont préservé et transmis les enseignements bibliques à travers les générations. Leur dévouement m'a permis d'aborder la Parole d'une manière significative et transformatrice.

Puisse ce livre servir de vaisseau de vérité, de guérison et d'illumination, fermement enraciné dans la sagesse intemporelle de la tradition biblique.

Remerciements

Moi, Dr. Serge Jean-Baptiste, praticien certifié en santé holistique, nutritionniste et titulaire d'un doctorat en théologie, reconnais humblement le parcours qui a mené à la création de ce livre.

Je suis profondément reconnaissant envers ma famille, mes mentors et ma communauté pour leur soutien indéfectible, leurs encouragements et leur confiance en ma vision. Votre force et votre inspiration m'ont porté à travers chaque défi.

Je rends également grâce à tous ceux qui recherchent la vérité, la guérison et la transformation. Mon espoir est que cet ouvrage contribue à votre compréhension du corps, de l'esprit et de l'âme, et qu'il inspire un chemin vers l'intégrité et l'alignement divin.

Avec gratitude et détermination, je dédie cette œuvre à la gloire de Dieu et à l'édification de tous les peoples.

À Propos de l'Auteur

Le Dr. Sergé Jean-Baptiste est un Praticien en Santé Holistique, théologien et éducateur passionné par la guérison intégrée. Il est titulaire d'un Ph.D. et d'un Doctorat en Théologie et exerce en tant que professeur au JCL Bible Institute & Seminary. Diplômé du programme de plantes médicinales de l'Université Cornell et de l'École Américaine de Lansing, dans l'Illinois, le Dr. Jean-Baptiste est également un Praticien en Santé Holistique certifié, accrédité par l'AADP. Il dirige Potential Vegetal Inc., une entreprise dédiée aux solutions à base de plantes enracinées dans des principes bibliques et scientifiques.

Préface

Dans un monde où les maladies cardiaques demeurent l'une des principales causes de décès, tant physiquement que spirituellement, ce livre s'impose comme un appel clair à la guérison et à la restauration. « Le Sang Doit Couler » cherche à éveiller une nouvelle conscience chez les lecteurs, en mêlant les vérités intemporelles de l'Écriture aux connaissances avant-gardistes de la santé holistique. Il ne s'agit pas simplement d'un manuel médical ou d'un traité théologique — c'est une feuille de route vers la restauration complète. En tant que Praticien en Santé Holistique, théologien et professeur, j'ai vécu au carrefour du corps et de l'esprit. Ce livre est le fruit de décennies d'études, de ministère et de pratique de guérison.

Objectif du Livre

- Éduquer les lecteurs sur la santé cardiovasculaire dans une perspective holistique.
- Fournir des protocoles à base de plantes et nutritionnels enracinés dans la sagesse biblique.
- Restaurer le cœur spirituel par le pardon, la prière et l'alignement avec la volonté de Dieu.

- Intégrer des stratégies de style de vie pour une guérison et une vitalité à vie.

Paroles d'Encouragement

À chaque lecteur, sachez ceci : votre guérison n'est pas seulement possible — elle est promise. Dieu ne s'intéresse pas seulement à votre âme, mais aussi à votre corps. Que ce livre vous guide vers la plénitude. Que chaque artère bouchée — physique ou spirituelle — soit ouverte par l'amour et la puissance de notre Créateur. Le sang doit couler !

Table des Matières

Chapitre 1:
La Conception Divine du Corps Humain

Le Miracle du Système Circulatoire

Le corps humain n'est pas un accident. C'est un chef-d'œuvre, intentionnellement conçu, méticuleusement ordonné et divinement soutenu. Parmi ses systèmes les plus étonnants se trouve le système cardiovasculaire — un témoignage vivant de la sagesse et de la précision de Dieu. Chaque battement de cœur, chaque pulsation du sang dans les artères et les veines, proclame que la vie elle-même est sacrée et pleine de sens.

Le cœur bat environ 100 000 fois par jour, pompant plus de 7 570 litres de sang à travers près de 96 500 kilomètres de vaisseaux sanguins dans le corps humain moyen. Ce flux constant délivre l'oxygène, les nutriments, les hormones et les défenses immunitaires à chaque cellule, tout en éliminant les déchets et les toxines. Si ce flux est obstrué, la vie commence à défaillir. Véritablement, le sang doit couler.

« Car la vie de la chair est dans le sang. »

— Lévitique 17:11

Le sang n'est pas simplement un fluide biologique ; c'est le porteur de la vie. Physiquement, il sustente les organes et les tissus. Spirituellement, il représente l'alliance, la purification et la rédemption. De la Genèse à l'Apocalypse, le sang signifie à la fois la vie et le sacrifice, la guérison et la restauration.

Le Corps comme Temple de Dieu

L'Apôtre Paul nous rappelle que nos corps ne nous appartiennent pas, mais sont des demeures sacrées :

« Ne savez-vous pas que votre corps est le temple du Saint-Esprit qui est en vous, que vous avez reçu de Dieu, et que vous ne vous appartenez point à vous-mêmes ? Car vous avez été rachetés à un grand prix. Glorifiez donc Dieu dans votre corps et dans votre esprit, qui appartiennent à Dieu. »

— 1 Corinthiens 6:19–20

Un temple doit être entretenu. Il doit être honoré, purifié et protégé. Négliger le corps — par une mauvaise alimentation, un stress chronique, l'inactivité, l'exposition aux toxines ou des blessures émotionnelles non résolues — n'est pas simplement une question physique ; c'est une question de gestion spirituelle. Lorsque le système cardiovasculaire est compromis, tout le corps souffre. La fatigue, la douleur, l'inflammation, l'hypertension et la maladie sont souvent des symptômes d'un déséquilibre plus profond, à la fois physiologique et spirituel.

Ordre Divin et Homéostasie

Dieu a conçu le corps humain pour fonctionner en état d'homéostasie — un état d'équilibre interne où tous les systèmes fonctionnent ensemble harmonieusement. Le cœur ne travaille pas seul. Il communique continuellement avec :

- Le système nerveux, qui régule la fréquence cardiaque et le tonus vasculaire
- Le système endocrinien, qui influence la pression artérielle et le métabolisme
- Le système immunitaire, qui circule dans le sang pour défendre et guérir

Lorsque l'harmonie est perturbée par le stress, la peur, la colère, une mauvaise nutrition ou des toxines environnementales, le cœur supporte un lourd fardeau.

« Mais il accorde une grâce plus grande. C'est pourquoi il est dit : Dieu résiste aux orgueilleux, mais il fait grâce aux humbles. »

— Jacques 4:6

L'orgueil résiste à l'ordre ; l'humilité rétablit l'équilibre. Cela s'applique non seulement spirituellement, mais aussi biologiquement. Le corps prospère lorsqu'il s'aligne sur les lois naturelles de Dieu.

Le Cœur Spirituel et le Cœur Physique

« Garde ton cœur avec tout soin, car de lui viennent les sources de la vie. »

— Proverbes 4:23

Les états émotionnels tels que l'amertume, la peur, l'anxiété et l'absence de pardon ont des effets mesurables sur le système cardiovasculaire. Le stress chronique élève le cortisol, resserre les vaisseaux sanguins, augmente la pression artérielle et favorise l'inflammation. Avec le temps, cela crée un terrain fertile pour les maladies cardiaques. Lorsque le cœur spirituel est gardé et guéri, le cœur physique suit souvent.

Le Désir de Plénitude de Dieu

Le plan de Dieu a toujours été holistique — esprit, âme et corps travaillant ensemble en harmonie.

« Bien-aimé, je souhaite que tu prospères à tous égards et que tu sois en bonne santé, comme ton âme prospère. »

— 3 Jean 1:2

La guérison n'est pas un événement isolé ; c'est un processus de restauration et d'alignement. Dieu fournit des outils pour ce voyage à travers :

- La Sagesse (l'Écriture et la compréhension)

- La Provision (nourriture, herbes, repos)
- La Discipline (style de vie, gestion)
- La Grâce (pardon, renouvellement, miséricorde)

Ce livre est une invitation à revenir à la conception originale de Dieu, à permettre au sang de couler librement à nouveau — physiquement et spirituellement.

Réflexion et Application

- Comment avez-vous géré votre corps en tant que temple de Dieu ?
- Y a-t-il des blocages émotionnels ou spirituels affectant votre santé physique ?
- Où Dieu pourrait-il vous appeler à réaligner votre style de vie avec Sa conception ?

Prière de Réflexion :

« Seigneur, révèle-moi tout domaine où un déséquilibre existe dans mon corps ou mon cœur. Apprends-moi à T'honorer par une gestion sage, l'obéissance et la confiance. Restaure le flux de la vie en moi. Amen. »

Résumé du Chapitre

- Le système cardiovasculaire reflète la conception intelligente de Dieu
- Le sang est central à la vie, physiquement et spirituellement

- Le corps est un temple sacré nécessitant une gestion responsable
- L'équilibre (homéostasie) est essentiel pour la santé
- La guérison spirituelle et la guérison physique sont profondément liées

Chapitre 2: Comprendre la Santé Cardiovasculaire

Le Cœur : Centre de la Vie Physique

Le cœur est le moteur du corps humain. Approximativement de la taille d'un poing serré, il travaille inlassablement depuis avant la naissance jusqu'au dernier souffle de vie. Sa responsabilité première est simple mais profonde : assurer une circulation continue afin que chaque cellule reçoive de l'oxygène et de la nourriture, tandis que les déchets sont éliminés efficacement. Un cœur adulte bat en moyenne 60 à 100 fois par minute, s'adaptant instantanément à l'activité physique, aux états émotionnels et aux exigences environnementales. Cette adaptabilité reflète l'intelligence divine tissée dans la physiologie humaine.

« Car tel qu'il pense en son cœur, tel il est. »

— Proverbes 23:7

Anatomie du Système Cardiovasculaire

Le système cardiovasculaire se compose de trois composantes principales :

1. **Le Cœur — Une pompe musculaire à quatre cavités**

- Oreillette et ventricule droits (sang pauvre en oxygène vers les poumons)
- Oreillette et ventricule gauches (sang riche en oxygène vers le corps)

2. **Les Vaisseaux Sanguins**

- Les artères transportent le sang oxygéné en s'éloignant du cœur
- Les veines ramènent le sang vers le cœur
- Les capillaires permettent les échanges de nutriments et de gaz au niveau cellulaire

3. **Le Sang**

- Globules rouges (transport de l'oxygène)
- Globules blancs (défense immunitaire)
- Plaquettes (coagulation et réparation)
- Plasma (transport de nutriments et d'hormones)

Chaque composante doit fonctionner à l'unisson. Lorsque les vaisseaux durcissent, se rétrécissent ou s'enflamment, la circulation en pâtit, et la vie aussi.

Pression Artérielle et Circulation

La pression artérielle est la force exercée par le sang circulant sur les parois des vaisseaux sanguins. Une pression saine assure une bonne perfusion des organes, notamment le cerveau, les reins et le cœur lui-même.

- Pression systolique : pression lors de la contraction cardiaque
- Pression diastolique : pression lors de la relaxation cardiaque

Une pression artérielle chroniquement élevée (hypertension) endommage les artères, accélère la formation de plaques et augmente le risque de crise cardiaque et d'AVC. Spirituellement, une pression sans relâchement reflète les dangers du stress intériorisé :

« Le chagrin dans le cœur de l'homme l'abat, mais une bonne parole le réjouit. »

— Proverbes 12:25

Une pression émotionnelle non maîtrisée devient souvent une maladie physique.

Le Cholestérol : Ami et Ennemi

Le cholestérol est une substance cireuse produite par le foie et obtenue à partir des aliments. Il est essentiel pour : l'intégrité des membranes cellulaires, la production d'hormones et la synthèse de la vitamine D. Les problèmes ne viennent pas du cholestérol lui-même, mais du déséquilibre et de l'inflammation.

- LDL (lipoprotéines de basse densité) peut contribuer à l'accumulation de plaques
- HDL (lipoprotéines de haute densité) aide à éliminer l'excès de cholestérol

Une alimentation riche en aliments transformés, sucres raffinés et graisses malsaines favorise les lésions artérielles, permettant au cholestérol de se loger dans les parois des vaisseaux — un processus connu sous le nom d'athérosclérose.

« Tout m'est permis, mais tout n'est pas utile. »

— 1 Corinthiens 10:23

L'Inflammation : Le Moteur Caché

L'inflammation chronique est l'une des principales causes sous-jacentes des maladies cardiovasculaires. Elle endommage les vaisseaux sanguins, perturbe la signalisation de l'insuline et accélère la formation de plaques. Les principaux contributeurs comprennent : la mauvaise alimentation, le stress chronique, les toxines environnementales, le manque de sommeil et les traumatismes émotionnels non résolus.

« Un cœur sain est la vie du corps, mais l'envie est la pourriture des os. »

— Proverbes 14:30

La dégradation émotionnelle finit par se manifester physiquement.

Facteurs de Risque Cardiovasculaires Majeurs

Comprendre les facteurs de risque permet la prévention et la guérison. Les contributeurs courants comprennent :

- L'hypertension artérielle
- Le diabète et la résistance à l'insuline
- L'obésité et le mode de vie sédentaire
- Le tabagisme et l'exposition aux toxines
- Le stress chronique et la suppression émotionnelle

« Choisis la vie, afin que tu vives, toi et ta postérité. »

— Deutéronome 30:19

Garder le Cœur — Bibliquement et Biologiquement

« Garde ton cœur avec tout soin, car de lui viennent les sources de la vie. »

— Proverbes 4:23

Biologiquement, cela signifie : choisir des aliments nourrissants, soutenir la circulation et la détoxification, gérer le stress et le sommeil, encourager le mouvement et le repos.

Spirituellement, cela signifie : le pardon plutôt que l'amertume, la foi plutôt que la peur, l'obéissance plutôt que la négligence. La guérison commence lorsque la garde du cœur devient une discipline quotidienne.

Réflexion et Application

- Quels facteurs de risque cardiovasculaires s'appliquent à votre vie ?
- Quelles habitudes pourraient endommager silencieusement votre cœur ?
- Comment le stress se manifeste-t-il dans votre corps ?

Prière de Réflexion :

« Seigneur, donne-moi la sagesse de comprendre mon corps et la discipline d'en prendre soin. Aide-moi à garder mon cœur — physiquement, émotionnellement et spirituellement — afin que Ta vie puisse couler librement en moi. Amen. »

Résumé du Chapitre

- Le système cardiovasculaire est central à la vie et à la vitalité
- La pression artérielle, le cholestérol et l'inflammation doivent rester équilibrés
- La plupart des maladies cardiaques sont liées au mode de vie et peuvent être prévenues

- L'Écriture appelle à garder intentionnellement le cœur
- La guérison commence par la prise de conscience et la responsabilité

Chapitre 3:

Causes du Déséquilibre Cardiovasculaire

Quand le Flux est Perturbé

Dieu a conçu le système cardiovasculaire pour le mouvement, l'équilibre et le renouvellement. Quand ce flux est obstrué ou mis à rude épreuve, la maladie commence à se manifester. Le déséquilibre cardiovasculaire ne se développe pas du jour au lendemain ; il se développe progressivement à travers une combinaison de facteurs physiques, émotionnels et spirituels.

« Mon peuple est détruit faute de connaissance. »

— Osée 4:6

Les Contributeurs Alimentaires aux Maladies Cardiaques

L'alimentation est l'une des causes les plus importantes du déséquilibre cardiovasculaire. L'alimentation moderne, dominée par les aliments transformés, les sucres raffinés, l'excès de sel et les graisses malsaines, place une énorme pression sur le cœur et les vaisseaux sanguins. Les contributeurs courants comprennent :

- Les glucides raffinés et les sucres qui font monter l'insuline et favorisent l'inflammation
- Les graisses trans et les huiles oxydées qui endommagent les parois artérielles
- L'excès de sodium qui élève la pression artérielle
- Le manque de fibres, d'antioxydants et de phytonutriments

« Voici, je vous donne toute herbe portant de la semence... à vous ce sera pour nourriture. »

— Genèse 1:29

S'éloigner de la conception alimentaire originale de Dieu entraîne souvent des dysfonctionnements métaboliques et cardiovasculaires.

Le Mode de Vie Sédentaire et l'Inactivité Physique

Le mouvement est essentiel à la circulation. Quand le corps est inactif, le sang stagne, le drainage lymphatique ralentit et les déchets métaboliques s'accumulent. Le cœur, un muscle, s'affaiblit sans utilisation régulière. L'inactivité contribue à : la prise de poids, la résistance à l'insuline, une mauvaise circulation et une pression artérielle élevée.

« Le travail du juste mène à la vie. »

— Proverbes 10:16

Le Stress et le Fardeau de la Vie Moderne

Le stress chronique est l'une des causes les plus sous-estimées des maladies cardiovasculaires. Quand le corps reste dans un état constant de « combat ou fuite », les hormones du stress comme le cortisol et l'adrénaline restent élevées. Un stress prolongé entraîne : des vaisseaux sanguins resserrés, une fréquence cardiaque et une pression artérielle élevées, une inflammation accrue et des troubles du sommeil et de la digestion.

« C'est pourquoi je vous dis : Ne vous inquiétez pas pour votre vie... car votre Père céleste sait que vous avez besoin de toutes ces choses. »

— Matthieu 6:25, 32

L'inquiétude incontrôlée devient un toxin silencieux pour le cœur.

Les Toxines Environnementales et l'Exposition Chimique

Les environnements modernes exposent les individus à de nombreuses toxines — pesticides, métaux lourds, plastiques, polluants atmosphériques et résidus pharmaceutiques. Ces substances surchargent le foie et les reins et contribuent au stress oxydatif et à l'inflammation vasculaire. La surcharge toxique peut endommager la fonction endothéliale, perturber l'équilibre hormonal, augmenter la viscosité du sang et accélérer la formation de plaques.

« Purifions-nous de toute souillure de la chair et de l'esprit. »

— 2 Corinthiens 7:1

La détoxification est à la fois une discipline physique et spirituelle.

Les Racines Émotionnelles des Maladies Cardiovasculaires

Le cœur répond non seulement aux facteurs de stress physiques mais aussi émotionnels. Les émotions durables — colère, amertume, peur, deuil et absence de pardon — ont des conséquences physiologiques mesurables. Le déséquilibre émotionnel contribue à : une pression artérielle élevée, des rythmes cardiaques irréguliers, une suppression immunitaire et une inflammation chronique.

« Que toute amertume, toute animosité, toute colère, toute clameur, toute calomnie, et toute espèce de méchanceté disparaissent du milieu de vous. »

— Éphésiens 4:31

Ce qui est emmagasiné dans le cœur se manifeste éventuellement dans le corps.

La Déconnexion Spirituelle et la Négligence

La cause la plus négligée du déséquilibre cardiovasculaire est peut-être la déconnexion spirituelle. La négligence spirituelle se présente souvent physiquement sous forme de fatigue chronique, d'anxiété et d'agitation, de comportements addictifs et de perte de vitalité.

« Si tu écoutes attentivement la voix de l'Éternel, ton Dieu... je ne mettrai sur toi aucune des maladies dont j'ai frappé les Égyptiens. »

— Exode 15:26

Ce n'est pas une condamnation ; c'est une invitation à l'alignement.

L'Effet Cumulatif du Déséquilibre

Rarement un seul facteur cause-t-il à lui seul une maladie cardiaque. Plus souvent, de multiples déséquilibres s'accumulent avec le temps — alimentation, stress, émotions, toxines et négligence spirituelle — jusqu'à ce que le cœur ne puisse plus compenser.

« Je te rendrai la santé, je guérirai tes blessures, dit l'Éternel. »

— Jérémie 30:17

La restauration commence par la prise de conscience, la repentance et un changement intentionnel.

Réflexion et Application

- Quelles causes de déséquilibre résonnent le plus fortement avec ma vie ?
- Quelles habitudes ont besoin d'être corrigées ?
- Quelles émotions ont besoin d'être libérées ?

Prière de Réflexion :

« Seigneur, révèle les causes profondes du déséquilibre dans ma vie. Donne-moi le courage de changer, la grâce de guérir et la sagesse de marcher en alignement avec Ta conception. Restaure mon cœur, afin que Ta vie puisse couler librement en moi. Amen. »

Résumé du Chapitre

- La maladie cardiovasculaire se développe à partir d'un déséquilibre cumulatif
- L'alimentation, l'inactivité, le stress, les toxines et les émotions affectent tous la santé cardiaque
- Les racines émotionnelles et spirituelles sous-tendent souvent les maladies physiques
- Dieu offre la restauration par l'alignement et l'obéissance

- La prise de conscience est la première étape vers la guérison

Chapitre 4:
Homéostasie et Guérison

La Conception de l'Équilibre par Dieu

Dieu est un Dieu d'ordre, d'équilibre et d'harmonie. Rien dans la création ne fonctionne bien dans le chaos, et le corps humain ne fait pas exception. Au centre de la santé se trouve l'homéostasie — la capacité conçue par Dieu du corps à maintenir la stabilité interne malgré les changements externes. L'homéostasie régit : la température corporelle, la pression artérielle, la glycémie, l'équilibre hormonal et les niveaux de pH.

« Car Dieu n'est pas un Dieu de désordre, mais de paix. »

— 1 Corinthiens 14:33

La paix dans l'esprit reflète l'équilibre dans le corps.

Les Systèmes de Régulation du Corps

1. Le Système Nerveux

Le système nerveux autonome régule les fonctions involontaires telles que la fréquence cardiaque, la pression artérielle et la digestion.

- **Système sympathique** : active le « combat ou fuite »
- **Système parasympathique :** favorise le repos, la réparation et la digestion

Le stress chronique maintient le corps dans une dominance sympathique, empêchant la guérison.

« Il me fait reposer dans de verts pâturages... Il restaure mon âme. »

— Psaume 23:2–3

Le repos n'est pas facultatif ; il est thérapeutique.

2. Le Système Endocrinien

Les hormones agissent comme des messagers chimiques, influençant le métabolisme, l'inflammation et le tonus cardiovasculaire. L'insuline, le cortisol, l'adrénaline et les hormones thyroïdiennes ont toutes un impact sur la santé cardiaque. Les déséquilibres peuvent entraîner : une pression artérielle élevée, une prise de poids, une résistance à l'insuline et de la fatigue.

« Il y a un temps pour tout. »

— Ecclésiaste 3:1

3. Le Système Immunitaire

Le système immunitaire circule dans le sang, défendant le corps et réparant les dommages. L'inflammation chronique indique un déséquilibre immunitaire et impose une pression sur le système cardiovasculaire. Elle est souvent alimentée par : une mauvaise alimentation, une surcharge toxique, le stress et des blessures émotionnelles non résolues.

« Un cœur joyeux est un bon remède. »

— Proverbes 17:22

L'Importance du pH Sanguin

L'un des aspects les plus critiques de l'homéostasie est le pH sanguin, qui doit rester étroitement régulé entre 7,35 et 7,45. Même de légères déviations altèrent l'activité enzymatique, la délivrance d'oxygène et la fonction cellulaire. L'acidose — souvent entraînée par un excès de protéines animales, des sucres raffinés, des aliments transformés et un stress chronique — oblige le corps à puiser des minéraux dans les os et les tissus.

« Que votre modération soit connue de tous les hommes. »

— Philippiens 4:5

L'équilibre préserve la vie.

Résister au Déséquilibre : Un Parallèle Spirituel

« Soumettez-vous donc à Dieu ; résistez au diable, et il fuira loin de vous. »

— Jacques 4:7

Bien que ce passage s'adresse à la guerre spirituelle, il porte un parallèle physiologique. Le déséquilibre — qu'il soit spirituel ou biologique — prospère là où il y a résistance à l'ordre divin. Se soumettre, c'est s'aligner : l'alimentation avec la provision de Dieu, le mode de vie avec les rythmes de Dieu, les pensées avec la vérité de Dieu.

La Guérison Nécessite une Coopération

« Je suis l'Éternel, qui te guérit. »

— Exode 15:26

La guérison n'est pas quelque chose que l'on fait au corps ; c'est quelque chose que le corps fait lorsqu'il reçoit un soutien approprié. Dieu a conçu l'organisme humain avec une remarquable capacité d'auto-guérison. Ces conditions comprennent : une nutrition adéquate, une hydratation suffisante, le repos et le sommeil, la libération émotionnelle et l'alignement spirituel. Dieu guérit, mais Il nous appelle aussi à participer.

Quand l'Homéostasie est Restaurée

Tandis que l'équilibre revient : la pression artérielle se normalise, l'inflammation diminue, la circulation s'améliore, l'énergie revient et le cœur se renforce. La guérison est souvent progressive, mais elle est réelle, mesurable et durable lorsqu'elle est enracinée dans l'ordre divin.

« Il envoya sa parole et les guérit. »

— Psaume 107:20

Réflexion et Application

- Où dans ma vie l'équilibre fait-il défaut ?
- Est-ce que j'honore les rythmes de repos et de nourrissement ?
- Quelles habitudes perturbent ma paix intérieure ?

Prière de Réflexion :

« Seigneur, ramène-moi à l'équilibre. Apprends-moi à vivre en rythme avec Ta conception. Restaure l'ordre dans mon corps, la clarté dans mon esprit et la paix dans mon cœur. Je me soumets à Toi. Amen. »

Résumé du Chapitre

- L'homéostasie est la conception de Dieu pour la santé

- Les systèmes nerveux, endocrinien et immunitaire préservent l'équilibre
- Le pH sanguin est essentiel pour la fonction cardiovasculaire
- La guérison nécessite un alignement, non une force
- La soumission à Dieu restaure l'ordre interne

Chapitre 5:

La Pharmacie de Dieu : Les Herbes Guérissantes dans l'Écriture

La Guérison Vient de la Terre

Dès le commencement, Dieu a fourni la guérison non seulement par des miracles mais aussi à travers la création elle-même. La terre a été conçue comme une pharmacie vivante, fournissant nourriture, médecine et restauration pour le corps humain.

« Voici, je vous donne toute herbe portant de la semence qui est sur la surface de toute la terre... à vous ce sera pour nourriture. »

— Genèse 1:29

Ce verset fondamental révèle l'intention originale de Dieu : nourissement et guérison tirés directement du monde naturel. Les herbes ne sont pas une invention alternative des mouvements de santé modernes ; elles sont une provision biblique.

Reconnaissance Biblique des Plantes Médicinales

« Les feuilles de l'arbre servaient à la guérison des nations. »

— Apocalypse 22:2

Cette image affirme une vérité intemporelle : Dieu intègre des propriétés curatives dans la nature, destinées au bénéfice de l'humanité. La médecine à base de plantes, utilisée avec sagesse et révérence, s'aligne sur l'Écriture et honore le Créateur.

Herbes Mentionnées dans l'Écriture

L'Hysope

Utilisée pour la purification et le nettoyage.

« Purifie-moi avec l'hysope, et je serai pur. »

— Psaume 51:7

Traditionnellement associée à la purification et au soutien respiratoire, l'hysope reflète le principe de purification — physiquement et spirituellement.

L'Ail

Bien que rarement nommé explicitement, l'ail était un aliment de base dans les régimes bibliques.

« Nous nous souvenons des poissons que nous mangions en Égypte... des poireaux, des oignons et de l'ail. »

— Nombres 11:5

L'ail est largement connu pour : soutenir une pression artérielle saine, améliorer la circulation, réduire l'inflammation et soutenir la défense immunitaire.

L'Encens et la Myrrhe

Ces résines étaient utilisées pour l'onction, la guérison et l'enterrement.

« Mon bien-aimé est pour moi comme un sachet de myrrhe. »

— Cantique des Cantiques 1:13

La recherche moderne confirme leurs propriétés anti-inflammatoires, antimicrobiennes et apaisantes, précieuses pour les déséquilibres cardiovasculaires liés au stress.

L'Huile d'Olive

Une pierre angulaire de la nutrition et de la médecine bibliques.

« Tu oins ma tête d'huile. »

— Psaume 23:5

L'huile d'olive soutient : un équilibre sain du cholestérol, une inflammation réduite et l'élasticité vasculaire. Elle reste centrale dans les modèles alimentaires favorables au cœur aujourd'hui.

La Vision d'Ézéchiel sur la Guérison

« Leurs fruits serviront de nourriture, et leurs feuilles serviront de remèdes. »

— Ézéchiel 47:12

Ce verset relie nutrition et médecine, nous rappelant que Dieu n'a pas séparé la nourriture de la guérison. Ce qui nourrit le corps le restaure aussi.

Les Herbes et le Système Cardiovasculaire

Les herbes soutiennent le cœur non pas en forçant le changement, mais en soutenant l'équilibre. Beaucoup d'herbes cardiovasculaires agissent en améliorant la circulation, en renforçant le muscle cardiaque, en réduisant le stress oxydatif et en calmant le système nerveux. Contrairement aux interventions pharmaceutiques qui suppriment souvent les symptômes, les herbes tendent à soutenir les processus de régulation naturels du corps.

« La sagesse est la chose principale ; acquiers donc la sagesse. »

— Proverbes 4:7

Gestion, Non Sorcellerie

L'Écriture met en garde contre le mauvais usage et la superstition, mais ne condamne jamais la guérison naturelle elle-même.

« Éprouvez toutes choses ; retenez ce qui est bon. »

— 1 Thessaloniciens 5:21

Les herbes sont des outils, non des idoles. La guérison vient de Dieu, tandis que les herbes servent d'instruments de Sa provision.

Modération et Responsabilité

La guérison biblique inclut toujours la responsabilité :

- Un dosage correct
- Une préparation appropriée
- La conscience des contre-indications
- Le respect du corps

« Que votre modération soit connue de tous les hommes. »

— Philippiens 4:5

Leçons Spirituelles de la Guérison Herbale

Les herbes enseignent la patience. Elles agissent souvent progressivement, restaurant les systèmes avec le temps — tout comme la guérison spirituelle se déroule progressivement.

« Le sentier des justes est comme la lumière resplendissante, dont l'éclat va croissant jusqu'au plein du jour. »

— Proverbes 4:18

La vraie guérison est un voyage, non un raccourci.

Les Figures de Style dans la Bible : Langage de Révélation et Sens Christocentrique

Introduction aux Figures de Style Bibliques

Les figures de style bibliques sont des outils linguistiques divinement inspirés utilisés pour :

- Révéler la vérité clairement
- Engager la mémoire et l'imagination
- Cacher la vérité aux orgueilleux et la révéler aux humbles
- Pointer au-delà du langage littéral vers la réalité spirituelle

« J'ai parlé aux prophètes ; j'ai multiplié les visions, et j'ai usé de similitudes par le ministère des prophètes. »

— Osée 12:10

Les figures de style n'affaiblissent pas la vérité ; elles renforcent la compréhension.

1. La Métaphore

Définition : Une comparaison directe sans « comme » ou « tel ».

Exemple : « L'Éternel est mon berger. »

— Psaume 23:1

Explication : Dieu n'est pas littéralement un berger, mais il fournit guidance, protection et soin.

Focus Christocentrique : Jésus se déclare Lui-même le Bon Berger (Jean 10:11).

2. La Comparaison (Simile)

Définition : Une comparaison utilisant « comme » ou « tel ».

Exemple : « Il sera comme un arbre planté près des courants d'eau. »

— Psaume 1:3

Explication : La personne juste est stable, nourrie et féconde.

Accomplissement Christologique : Le Christ est la source d'eau vive (Jean 7:37–38).

3. La Parabole

Définition : Une histoire terrestre transmettant une vérité céleste.

Exemple : La Parabole du Semeur — Matthieu 13:3–9

Règle clé : Un enseignement central.

Intuition Christologique : Le Christ est à la fois le Semeur et la Semence.

4. L'Allégorie

Définition : Une métaphore soutenue où plusieurs éléments ont un sens.

Exemple : Agar et Sara — Galates 4:21–31

Explication : Paul identifie explicitement ceci comme une allégorie.

Mise en garde : L'allégorie doit être textuellement justifiée.

5. La Typologie (Type)

Définition : Une personne ou un événement historique réel préfigurant le Christ.

Exemple : Adam → Christ — Romains 5:14

Explication : Adam représente l'humanité ; le Christ rachète l'humanité.

6. Le Symbole

Un objet physique représentant une réalité spirituelle :

Symbole	Signification	Verset
Lumière	Vérité / Christ	Jean 8:12
Pain	Vie	Jean 6:35
Agneau	Sacrifice	Jean 1:29
Vigne	Connexion à la vie	Jean 15:5

7. L'Hyperbole

Définition : Exagération intentionnelle pour souligner.

Exemple : « Si ton œil droit est pour toi une occasion de chute, arrache-le. »

— Matthieu 5:29

Explication : Souligne la gravité du péché, non une automutilation littérale.

8. La Personnification

Définition : Attribuer des traits humains à des entités non humaines.

Exemple : « La sagesse crie dans les rues. »

— Proverbes 1:20

Intuition Christologique : Le Christ est la sagesse de Dieu (1 Corinthiens 1:24).

9. L'Anthropomorphisme

Définition : Décrire Dieu avec des traits humains.

Exemple : « La main de l'Éternel. »

— Exode 15:6

Explication : Communique l'action de Dieu en termes humains.

10. L'Anthropopathisme

Définition : Attribuer des émotions humaines à Dieu.

Exemple : « L'Éternel se repentit... »

— Genèse 6:6

Explication : Exprime une réponse relationnelle, non une limitation divine.

11. La Métonymie

Définition : Substituer un mot pour quelque chose d'étroitement lié.

Exemple : « Ils ont Moïse et les prophètes. »

— Luc 16:29

Signification : L'Écriture, non les individus.

12. La Synecdoque

Définition : Une partie représentant le tout (ou vice versa).

Exemple : « Toute chair verra le salut de Dieu. »

— Luc 3:6

13. L'Ironie

Définition : Dire une chose en signifiant une autre.

Exemple : « Il a sauvé les autres, et il ne peut pas se sauver lui-même ! »

— Matthieu 27:42

Profondeur Christologique : Il ne se sauverait pas lui-même pour sauver les autres.

14. L'Euphémisme

Définition : Expression douce remplaçant une expression sévère.

Exemple : « David se coucha avec ses pères. »

— 1 Rois 2:10

15. L'Idiome

Définition : Expression avec un sens culturellement spécifique.

Exemple : « Ceins tes reins. »

— 1 Pierre 1:13

Signification : Prépare-toi.

16. Le Proverbe

Définition : Un dicton court et sage exprimant une vérité générale.

Exemple : « L'orgueil précède la ruine. »

— Proverbes 16:18

17. La Question Rhétorique

Définition : Question posée pour souligner, non pour obtenir une réponse.

Exemple : « Si Dieu est pour nous, qui sera contre nous ? »

— Romains 8:31

18. Le Parallélisme (Poésie Hébraïque)

Types : Synonymique, Antithétique, Synthétique.

Exemple : « Les cieux racontent la gloire de Dieu... »

— Psaume 19:1

19. Le Chiasme

Définition : Structure littéraire en miroir (A-B-B-A).

Exemple : Marc 2:27 utilisé pour mettre en évidence la vérité centrale.

20. Les Images Apocalyptiques

Définition : Langage visionnaire symbolique.

Exemple : Les bêtes dans Daniel 7 ; Apocalypse 13

Règle : Interpréter symboliquement, guidé par l'Écriture.

21. La Préfiguration

Définition : Indice d'un accomplissement futur.

Exemple : Le sacrifice d'Isaac — Genèse 22

Accompli dans le sacrifice du Christ.

22. L'Inclusion

Définition : Encadrer une section avec des phrases similaires.

Exemple : Le Psaume 8 commence et se termine par la gloire de Dieu.

Notes Pédagogiques pour les Éducateurs

- Toujours identifier la figure
- Demander pourquoi elle est utilisée
- La relier au Christ
- L'appliquer sans forcer le sens

Questions de Révision pour les Étudiants

1. Pourquoi l'Écriture utilise-t-elle des figures de style ?
2. En quoi les paraboles diffèrent-elles des allégories ?

3. Quelles mesures de protection empêchent la mauvaise interprétation ?
4. Comment la typologie pointe-t-elle vers le Christ ?

Réflexion et Application

- Est-ce que j'honore la provision naturelle de Dieu pour la guérison ?
- Suis-je ouvert à apprendre et à appliquer la sagesse herbale ?
- Est-ce que je cherche Dieu comme la source, non la méthode ?

Prière de Réflexion :

« Seigneur, merci pour les dons de guérison que Tu as placés dans la création. Donne-moi la sagesse de les utiliser correctement, l'humilité de dépendre de Toi et la patience pour marcher sur le chemin de la restauration. Amen. »

Résumé du Chapitre

- Dieu a fourni les herbes dans le cadre de sa conception de guérison
- L'Écriture affirme à plusieurs reprises la médecine botanique
- De nombreuses herbes bibliques soutiennent la santé cardiovasculaire
- Les herbes agissent en rétablissant l'équilibre, non en forçant les résultats

- Les outils de guérison doivent être utilisés avec sagesse et révérence

Chapitre 6: Le Rôle de l'Alimentation dans la Santé Cardiovasculaire

La Nourriture comme Médecine

« Soit que vous mangiez, soit que vous buviez, soit que vous fassiez quelque autre chose, faites tout pour la gloire de Dieu. »

— 1 Corinthiens 10:31

La nourriture est plus que du carburant ; c'est de l'information. Chaque bouchée communique avec le corps, favorisant soit la guérison, soit la maladie. Dieu a conçu la nourriture non seulement pour sustenter la vie, mais aussi pour la restaurer et la protéger.

Le Modèle Alimentaire Original de Dieu

« Je vous donne toute herbe portant de la semence... et tout arbre ayant en lui du fruit d'un arbre portant semence : ce sera votre nourriture. »

— Genèse 1:29

Bien que l'Écriture permette plus tard la consommation d'animaux, la fondation reste les aliments naturels et non transformés, riches en fibres, minéraux, antioxydants et enzymes sustentantes. Ce modèle soutient des vaisseaux sanguins sains, un cholestérol équilibré, une glycémie stable et une inflammation réduite.

Les Aliments Complets et la Protection Cardiovasculaire

Les aliments complets — proches de leur état naturel — constituent la pierre angulaire de la santé cardiaque :

- Légumes et légumes à feuilles vertes
- Fruits
- Céréales complètes
- Légumineuses
- Noix et graines

Ces aliments fournissent : des fibres alimentaires pour éliminer l'excès de cholestérol, des antioxydants pour protéger les vaisseaux sanguins, du potassium et du magnésium pour réguler la pression artérielle.

« Mieux vaut un plat de légumes accompagné d'amour qu'un bœuf gras accompagné de haine. »

— Proverbes 15:17

Les Graisses, le Cholestérol et le Cœur

Les graisses saines comprennent l'huile d'olive, les avocats, les noix et les graines — ces graisses soutiennent la flexibilité vasculaire et réduisent l'inflammation. Les graisses nuisibles comprennent les graisses trans, les huiles végétales hautement transformées et les huiles de friture oxydées. L'excès de graisses saturées, combiné aux glucides raffinés, contribue à la formation de plaques et à la rigidité artérielle.

« Ne sois pas de ceux qui s'enivrent de vin, ni de ceux qui font excès de viande. »

— Proverbes 23:20

Le Sucre, les Glucides Raffinés et l'Inflammation

L'excès de sucre est l'un des éléments alimentaires les plus destructeurs pour la santé cardiovasculaire. Il entraîne la résistance à l'insuline, l'inflammation et la prise de poids. Les sources communes comprennent : les boissons sucrées, le pain blanc et les pâtisseries, et les collations transformées.

« Le pain acquis par la fraude est doux pour l'homme, mais ensuite sa bouche est pleine de gravier. »

— Proverbes 20:17

Le Régime de Daniel : Un Modèle Biblique

« Mets tes serviteurs à l'épreuve pendant dix jours : qu'on nous donne des légumes à manger et de l'eau à boire. »

— Daniel 1:12

Après dix jours, Daniel et ses compagnons paraissaient plus sains et plus forts que ceux qui consommaient la nourriture du roi. Le Régime de Daniel met l'accent sur les aliments végétaux, la simplicité, la maîtrise de soi et l'obéissance guidée par la foi. Il reste un modèle puissant pour la guérison cardiovasculaire aujourd'hui.

Le Sel, les Minéraux et l'Équilibre

Le sel est essentiel à la fonction nerveuse et à la circulation, mais l'excès de sodium — surtout provenant des aliments transformés — élève la pression artérielle. Le sel biblique était riche en minéraux et naturellement équilibré, contrairement au sel raffiné moderne.

« Vous êtes le sel de la terre. »

— Matthieu 5:13

L'Hydratation et la Circulation

« Si quelqu'un a soif, qu'il vienne à moi, et qu'il boive. »

— Jean 7:37

L'eau est vitale pour le volume sanguin, la circulation et la détoxification. La déshydratation épaissit le sang, augmentant la pression sur le cœur. L'hydratation physique va de pair avec le renouvellement spirituel.

Manger avec Intention et Gratitude

La manière dont nous mangeons compte autant que ce que nous mangeons. Manger précipitamment, distraitement ou émotionnellement perturbe la digestion et l'équilibre métabolique. La gratitude, la prière et la pleine conscience soutiennent une digestion et une assimilation adéquates.

Réflexion et Application

- Mon alimentation favorise-t-elle la vie ou la maladie ?
- Est-ce que j'honore Dieu par mes choix alimentaires ?
- Où la simplicité peut-elle remplacer l'excès ?

Prière de Réflexion :

« Seigneur, guide mon appétit et discipline mes choix. Apprends-moi à nourrir mon corps comme Ton temple et à T'honorer dans chaque repas. Que la nourriture devienne un outil de guérison dans ma vie. Amen. »

Résumé du Chapitre

- La nourriture fonctionne comme médecine ou comme toxine
- Les aliments complets et végétaux soutiennent la santé cardiaque
- L'excès de sucre et les graisses transformées endommagent les vaisseaux sanguins
- Le Régime de Daniel fournit un modèle biblique de santé cardiaque
- Une alimentation intentionnelle et reconnaissante rétablit l'équilibre

Chapitre 7:
Les Alliés à Base de Plantes pour le Cœur

Le Soutien Naturel à la Circulation et à la Force

Dieu, dans Sa sagesse, n'a pas laissé le cœur humain sans soutien naturel. Dans toute la création, Il a placé des plantes ayant des affinités spécifiques pour la circulation, le contrôle de l'inflammation et la force cardiaque. Ces alliés à base de plantes ne remplacent pas la fonction du corps ; ils l'assistent, restaurant doucement l'équilibre et la résilience.

L'Aubépine : Le Tonique Cardiaque

L'aubépine (Crataegus spp.) est largement considérée comme l'une des herbes les plus importantes pour la santé cardiaque. Actions principales :

- Renforce les contractions du muscle cardiaque
- Améliore la circulation coronarienne
- Soutient une pression artérielle saine

- Calme la tension nerveuse affectant le cœur

L'aubépine agit lentement et profondément, ce qui la rend idéale pour un soutien cardiovasculaire à long terme. Utilisation suggérée : thé, teinture ou gélule ; de préférence pris régulièrement sur le long terme.

« Un cœur tranquille est la vie du corps. »

— Proverbes 14:30

L'Ail : Le Protecteur Circulatoire

L'ail (Allium sativum) est vénéré depuis des siècles pour ses puissants avantages cardiovasculaires. Les avantages comprennent : la réduction de l'agrégation plaquettaire, le soutien d'un équilibre sain du cholestérol, l'amélioration de la circulation et la réduction du stress oxydatif. L'ail s'aligne sur l'accent de l'Écriture sur la provision naturelle et la simplicité.

Le Curcuma : Le Régulateur de l'Inflammation

Le curcuma (Curcuma longa) est une puissante herbe anti-inflammatoire qui soutient la santé cardiovasculaire en s'attaquant à l'une de ses causes principales. Actions clés : réduction de l'inflammation systémique, protection de la paroi des vaisseaux sanguins, soutien de la détoxification hépatique. Mieux absorbé avec du poivre noir et des matières grasses saines.

Le Gingembre : Circulation et Chaleur

Le gingembre (Zingiber officinale) favorise la circulation et la santé digestive, toutes deux essentielles à l'équilibre cardiovasculaire. Avantages : amélioration du flux sanguin, réduction de la viscosité du sang, soutien de la digestion et du métabolisme.

Le Cayenne : Le Catalyseur Circulatoire

Le cayenne (Capsicum spp.) est connu pour sa capacité à stimuler la circulation et à soutenir le rythme cardiaque. Actions : amélioration de la circulation périphérique, soutien de l'élasticité artérielle, amélioration de la livraison de nutriments. Utilisé en petites quantités, le cayenne agit comme catalyseur du mouvement et du flux.

Herbes pour l'Équilibre de la Pression Artérielle

- Hibiscus — soutient la relaxation vasculaire
- Graine de céleri — aide à l'équilibre sodique
- Feuille d'olivier — soutient la santé artérielle

Herbes Apaisantes pour la Connexion Cœur-Nerveux

Le cœur répond profondément au stress émotionnel. Les herbes qui calment le système nerveux soutiennent indirectement la santé cardiovasculaire. Les herbes clés comprennent :

- Mélisse — réduit l'anxiété et les palpitations
- Agripaume — traditionnellement associée au soutien émotionnel du cœur
- Passiflore — calme la surstimulation

« Je vous laisse la paix, je vous donne ma paix. »

— Jean 14:27

Sécurité, Sagesse et Modération

Les herbes doivent être utilisées de façon responsable. Les considérations comprennent : les conditions de santé individuelles, les interactions médicamenteuses, un dosage et une préparation appropriés.

« Dans la multitude des conseillers se trouve le salut. »

— Proverbes 11:14

Leçons Spirituelles des Alliés à Base de Plantes

Les herbes nous rappellent que la guérison vient souvent doucement, nécessitant patience, foi et cohérence.

« Ne nous lassons pas de faire le bien ; car nous moissonnerons au temps convenable, si nous ne nous relâchons pas. »

— Galates 6:9

Réflexion et Application

- Quelles herbes correspondent à mes besoins de santé actuels ?
- Suis-je suffisamment patient pour permettre une guérison progressive ?
- Est-ce que je cherche la sagesse avant l'application ?

Prière de Réflexion :

« Seigneur, merci d'avoir placé la guérison dans la création. Apprends-moi à utiliser Tes dons avec sagesse, patience et fidélité. Que mon cœur devienne plus fort à mesure que je marche dans Ta sagesse. Amen. »

Résumé du Chapitre

- Les herbes soutiennent la santé cardiaque en restaurant l'équilibre

- L'aubépine est un tonique cardiaque fondamental
- L'ail et le curcuma s'occupent de la circulation et de l'inflammation
- Les herbes apaisantes soutiennent la connexion cœur-système nerveux
- La guérison nécessite sagesse, patience et modération

Chapitre 8:

L'Activité Physique et le Cœur

Le Mouvement comme Principe Divin

« Courons avec persévérance dans la carrière qui nous est ouverte. »

— Hébreux 12:1

Le corps humain a été créé pour bouger. Le mouvement n'est pas simplement un concept de forme physique ; c'est un principe divin. L'activité physique régulière renforce le cœur et améliore la circulation en : augmentant le débit cardiaque, améliorant la livraison d'oxygène, améliorant l'élasticité des vaisseaux sanguins, abaissant la pression artérielle et réduisant l'inflammation.

« L'exercice corporel est utile à peu de choses, mais la piété est utile à tout. »

— 1 Timothée 4:8

La Marche : L'Exercice Original de Dieu

« Hénoc marcha avec Dieu. »

— Genèse 5:24

La marche est l'une des formes d'activité cardiovasculaire les plus accessibles et les plus efficaces. Elle améliore la circulation, réduit les hormones du stress, soutient la santé articulaire et encourage la prière et la réflexion. Une pratique de marche quotidienne de 20 à 45 minutes peut améliorer considérablement la santé cardiaque.

La Force et la Résistance

Bien que l'activité aérobie soutienne la circulation, l'entraînement en force soutient la santé métabolique et la stabilité vasculaire : meilleur tonus musculaire, meilleure régulation du glucose, meilleure posture et meilleur équilibre.

« L'Éternel est ma force. »

— Psaume 28:7

La Flexibilité et le Flux Circulatoire

Les exercices d'étirement et de flexibilité favorisent le flux sanguin, réduisent la tension musculaire et soutiennent la mobilité articulaire. Des pratiques telles que les étirements doux et les exercices de mobilité encouragent la relaxation et l'activation parasympathique.

« Tiens-toi tranquille, et sache que je suis Dieu. »

— Psaume 46:10

L'Exercice et la Réduction du Stress

L'activité physique est l'un des outils les plus efficaces pour la gestion du stress. L'exercice réduit le cortisol, améliore l'humeur et soutient la régulation émotionnelle.

« Un cœur joyeux est un bon remède. »

— Proverbes 17:22

Écouter le Corps

Dieu a conçu le corps pour communiquer. La douleur, la fatigue et l'essoufflement sont des signaux — non des obstacles. La surestimulation fatigue le cœur et compromet la guérison.

« L'esprit est bien disposé, mais la chair est faible. »

— Matthieu 26:41

La Cohérence Plutôt que l'Intensité

La guérison ne nécessite pas d'efforts extrêmes. Une activité modérée et cohérente produit des avantages durables. Les exemples comprennent : les marches quotidiennes, l'entraînement en résistance légère, le jardinage ou les activités ménagères.

« Celui qui est fidèle dans les petites choses l'est aussi dans les grandes. »

— Luc 16:10

Intégrer le Mouvement dans la Vie Quotidienne

Le mouvement n'a pas besoin d'être confiné aux gymnases ou aux programmes. Stratégies simples : marcher après les repas, s'étirer le matin et le soir, prendre les escaliers quand c'est possible, se lever et bouger fréquemment.

« Tout ce que ta main trouve à faire, fais-le avec toute ta force. »

— Ecclésiaste 9:10

Réflexion et Application

- Quelle est l'activité de ma vie quotidienne ?
- Quel type de mouvement m'apporte paix et force ?
- Est-ce que j'honore les limites de mon corps ?

Prière de Réflexion :

« Seigneur, aide-moi à bouger avec sagesse et équilibre. Renforce mon cœur, guide mes pas et apprends-moi à gérer mon corps avec fidélité et joie. Amen. »

Résumé du Chapitre

- Le mouvement est essentiel pour la santé cardiaque
- La marche est une forme d'exercice puissante et biblique
- La force, la flexibilité et l'équilibre soutiennent la circulation
- L'exercice réduit le stress et l'inflammation
- La cohérence importe plus que l'intensité

Chapitre 9:

Le Stress, le Système Nerveux et le Cœur

Le Poids Invisible sur le Cœur

Le stress est l'un des contributeurs les plus puissants et les plus négligés aux maladies cardiovasculaires. Contrairement à l'alimentation ou à l'exercice, le stress est souvent invisible, intériorisé et normalisé. Quand le stress devient chronique, le cœur est contraint de fonctionner sous une pression constante. Les vaisseaux sanguins se contractent, la fréquence cardiaque augmente, l'inflammation monte et les mécanismes de guérison sont supprimés.

« Les soucis du monde... étouffent la parole. »

— Marc 4:19

Le Système Nerveux Autonome Expliqué

Le système nerveux autonome régit des fonctions involontaires comme la fréquence cardiaque, la pression artérielle et la respiration. Ses deux branches principales :

- Système nerveux sympathique (« combat ou fuite »)
- Système nerveux parasympathique (« repos et digestion »)

Dieu a conçu ces systèmes pour fonctionner en équilibre. Cependant, la vie moderne maintient souvent les individus dans un état de dominance sympathique — une vigilance constante sans restauration.

« C'est en vain que vous vous levez tôt, que vous allez tard vous coucher, que vous mangez le pain de douleur. »

— Psaume 127:2

Comment le Stress Chronique Endommage le Cœur

Le stress prolongé entraîne : une élévation du cortisol et de l'adrénaline, une pression artérielle accrue, des lésions endothéliales (de la paroi artérielle), une augmentation de la glycémie et de l'inflammation. Avec le temps, cela crée un terrain fertile pour l'hypertension, les arythmies et l'athérosclérose.

« L'anxiété dans le cœur de l'homme l'abat. »

— Proverbes 12:25

Le Stress Émotionnel et les Sentiments Supprimés

Beaucoup de personnes portent pendant des années un deuil, une colère, une peur et une déception inexprimés. La suppression émotionnelle peut entraîner : une oppression dans la poitrine, un rythme cardiaque irrégulier, de la fatigue et de l'épuisement, une immunité compromise.

« L'espérance différée rend le cœur malade. »

— Proverbes 13:12

Le Modèle de Repos et de Retrait de Jésus

« Mais Jésus se retirait dans des lieux déserts, et priait. »

— Luc 5:16

Le repos n'était pas une faiblesse ; c'était une stratégie. La solitude restaurait la clarté, la force et l'alignement avec le Père. Si le Fils de Dieu avait besoin de repos, combien plus en avons-nous besoin ?

Soutien Herbal pour le Stress et l'Équilibre Cardiaque

Les herbes clés comprennent :

- Mélisse — réduit l'anxiété et les palpitations

- Passiflore — calme les pensées accélérées et la tension nerveuse
- Agripaume — traditionnellement utilisée pour le soutien émotionnel du cœur
- Ashwagandha — soutient la résilience au stress et l'équilibre surrénal

« Il en accorde autant à son bien-aimé pendant son sommeil. »

— Psaume 127:2

La Respiration, la Prière et la Régulation du Système Nerveux

La respiration lente et intentionnelle active le système nerveux parasympathique et abaisse la fréquence cardiaque et la pression artérielle. Associer la respiration à la prière magnifie son effet.

« Ne vous inquiétez de rien ; mais en toute chose faites connaître vos besoins à Dieu par des prières et des supplications. »

— Philippiens 4:6

La prière n'est pas seulement spirituelle mais aussi une forme de médecine physiologique.

Établir des Rythmes de Paix

Dieu a conçu la vie pour fonctionner en rythmes : travail et repos, jour et nuit, activité et tranquillité. Ignorer ces rythmes crée du stress et du désordre.

« Venez à moi, vous tous qui êtes fatigués et chargés, et je vous donnerai du repos. »

— Matthieu 11:28

Le repos est une invitation, non une récompense.

Réflexion et Application

- Quelles sources de stress dominent ma vie ?
- Est-ce que je m'accorde du temps pour me reposer et me retirer ?
- Quelles émotions restent non résolues ?

Prière de Réflexion :

« Seigneur, apaise mon cœur et calme mon esprit. Apprends-moi à libérer les fardeaux que je n'étais pas censé porter. Restaure la paix en moi, afin que mon cœur batte en rythme avec Ta volonté. Amen. »

Résumé du Chapitre

- Le stress chronique impose une immense pression sur le cœur
- Le déséquilibre du système nerveux est à l'origine des maladies cardiovasculaires
- La suppression émotionnelle affecte la santé cardiaque

- Jésus a modelé un repos et un retrait intentionnels
- Les herbes, la prière et la respiration rétablissent l'équilibre du système nerveux

Chapitre 10:
Le Rôle du Sommeil et du Rythme Circadien

Le Sommeil : La Conception de Dieu pour la Restauration

« C'est en vain que vous vous levez tôt... car il en accorde autant à son bien-aimé pendant son sommeil. »

— Psaume 127:2

Le sommeil n'est pas un état passif ; c'est une période divinement conçue de restauration, de réparation et de renouvellement. Pendant le sommeil, le système cardiovasculaire subit une maintenance critique : la pression artérielle baisse, la fréquence cardiaque ralentit et la réparation cellulaire s'accélère. Négliger le sommeil compromet la santé cardiaque et la vitalité globale.

Le Rythme Circadien : L'Horloge Divine du Corps

Le rythme circadien est un cycle de 24 heures qui régule le sommeil, la libération d'hormones, la température corporelle et le métabolisme. Lorsqu'il est perturbé, il entraîne :

- Une pression artérielle élevée
- Un stress et un cortisol accrus
- Un métabolisme du glucose altéré
- Un risque accru de maladie cardiaque

Le timing de Dieu compte. Nos corps répondent mieux quand ils sont alignés sur les rythmes naturels.

Le Sommeil et la Santé Cardiovasculaire

Pendant le sommeil profond : les vaisseaux sanguins se relâchent, la fréquence cardiaque ralentit, la pression artérielle baisse, l'hormone de croissance et les enzymes de réparation sont libérées. La privation chronique de sommeil entraîne : un risque accru d'hypertension, une progression de l'athérosclérose, une réponse inflammatoire accrue et une immunité affaiblie.

« Un cœur joyeux est un bon remède, mais un esprit abattu dessèche les os. »

— Proverbes 17:22

Herbes pour le Sommeil et la Relaxation

- Racine de valériane — favorise un sommeil profond et réparateur
- Passiflore — calme un esprit hyperactif
- Camomille — réduit la tension nerveuse
- Lavande — apaise le corps et l'esprit

La Prière et la Méditation avant le Repos

« Je me couche et je m'endors en paix, car toi seul, Éternel, tu me fais habiter en sécurité. »

— Psaume 4:8

Terminer la journée par la prière et la réflexion soutient la restauration physiologique et spirituelle. La prière au coucher abaisse les hormones du stress et encourage un état de repos propice à la guérison du cœur.

Stratégies de Style de Vie pour un Meilleur Sommeil

- Maintenir des heures de sommeil et de réveil cohérentes
- Limiter la caféine et les repas lourds avant le coucher
- Tamiser les lumières et réduire l'exposition aux écrans
- S'engager dans un mouvement doux ou des étirements

- Pratiquer un journal de gratitude ou la prière

Le Sommeil et la Réflexion Spirituelle

Tout comme le corps se repose, l'âme bénéficie aussi de la tranquillité. La méditation, le silence et la réflexion à la fin de la journée permettent aux fardeaux émotionnels et spirituels de se libérer.

« Tiens-toi tranquille, et sache que je suis Dieu. »

— Psaume 46:10

Réflexion et Application

- Est-ce que j'honore Dieu en priorisant le repos ?
- Comment mon sommeil affecte-t-il mon cœur, mon esprit et mon âme ?
- Quelles habitudes perturbent mon rythme circadien ?

Prière de Réflexion :

« Seigneur, accorde-moi un sommeil profond et réparateur. Aligne mon corps avec Tes rythmes naturels. Guéris mon cœur pendant que je me repose en Toi — corps, esprit et âme. Amen. »

Résumé du Chapitre

- Le sommeil est essentiel pour la santé cardiovasculaire et émotionnelle

- Le rythme circadien régit les cycles de restauration du corps
- Les herbes et la prière soutiennent un sommeil sain et profond
- Les choix de style de vie influencent la qualité du sommeil
- Le repos est une pratique spirituelle autant qu'une nécessité physiologique

Chapitre 11: Détoxification et Renouvellement

Le Système de Nettoyage Intégré du Corps

« Je répandrai sur vous des eaux pures, et vous serez purifiés. »

— Ézéchiel 36:25

Dieu a créé le corps avec des systèmes remarquables pour éliminer les toxines et maintenir l'équilibre. Le foie, les reins, le côlon, la peau et les poumons jouent tous des rôles vitaux. Quand ces systèmes deviennent surchargés, le cœur et le système circulatoire sont directement affectés. La détoxification est un miroir du corps et de l'état de l'âme.

Détoxification Physique : Organes Clés

1. Le Foie

Traite les graisses, les hormones et les toxines. Herbes de soutien : chardon-Marie, racine de pissenlit, curcuma.

2. Les Reins

Filtrent le sang, régulent l'équilibre hydrique et éliminent les déchets. Herbes de soutien : persil, feuille d'ortie, soie de maïs.

3. Le Côlon

Élimine les déchets solides, soutient la flore intestinale. Alimentation riche en fibres, probiotiques et tisanes douces.

4. La Peau

Élimine les toxines par la transpiration. Exercice régulier, saunas, brossage à sec.

5. Les Poumons

Éliminent le dioxyde de carbone et d'autres gaz. Exercices de respiration profonde, exposition à l'air frais.

« Bien-aimé, je souhaite que tu prospères à tous égards et que tu sois en bonne santé, comme ton âme prospère. »

— 3 Jean 1:2

Détox Spirituelle : Repentance et Pardon

Le corps et l'esprit sont profondément connectés. Les toxines spirituelles comprennent : le ressentiment, l'absence de pardon, la culpabilité et l'amertume. Les pratiques scripturales pour la détox spirituelle comprennent :

- La Repentance — se détourner du péché (Psaume 51)
- Le Pardon — libérer les autres (Matthieu 6:14–15)
- La Prière et la Méditation — nettoyer l'esprit et le cœur

Les toxines spirituelles non résolues élèvent les hormones du stress, l'inflammation et le risque cardiovasculaire.

« Crée en moi un cœur pur, ô Dieu ! Renouvelle en moi un esprit bien disposé. »

— Psaume 51:10

Plan de Détox Herbal et Alimentaire sur 7 Jours

Jours 1–2 : Nettoyage et Hydratation — Eau chaude avec citron au réveil ; tisanes : racine de pissenlit, feuille d'ortie ; focus sur fruits et légumes crus.

Jours 3–4 : Circulation et Soutien Hépatique — Ajouter curcuma et gingembre aux repas ; exercice doux pour stimuler la circulation ; continuer l'hydratation et les repas légers.

Jours 5–6 : Renouvellement Intestinal — Aliments riches en fibres : avoine, graines de chia, légumes verts à feuilles ; aliments probiotiques : yaourt, légumes fermentés.

Jour 7 : Réflexion Spirituelle — Focus sur la prière, la méditation et le journal ; libération des fardeaux émotionnels ; engagement dans un mouvement doux et réparateur.

« Un cœur joyeux est un bon remède, mais un esprit brisé dessèche les os. »

— Proverbes 17:22

Alliés Herbaux pour la Détoxification

- Chardon-Marie — soutien et régénération hépatiques
- Racine de pissenlit — nettoyage rénal et hépatique
- Curcuma — anti-inflammatoire, soutien circulatoire
- Gingembre — améliore la digestion et la circulation
- Persil et feuille d'ortie — soutien rénal et reconstitution minérale

Intégration du Corps et de l'Esprit

« Si quelqu'un est en Christ, il est une nouvelle créature. Les choses anciennes sont passées ; voici, toutes choses sont devenues nouvelles. »

— 2 Corinthiens 5:17

Réflexion et Application

- Quelles toxines physiques ou habitudes surchargent mon corps ?
- Y a-t-il des toxines émotionnelles ou spirituelles que j'ai besoin de libérer ?
- Comment puis-je intégrer herbes, alimentation et prière pour un renouvellement holistique ?

Prière de Réflexion :

« Seigneur, purifie mon corps et mon esprit. Enlève ce qui est nuisible et remplis-moi de vie et de vitalité. Que mon cœur batte librement, que ma circulation coule et que mon âme se repose en Toi. Amen. »

Résumé du Chapitre

- Le corps possède des systèmes innés de détoxification
- La purification spirituelle améliore la santé physique
- Les herbes, l'alimentation et l'hydratation soutiennent la fonction des organes
- La prière, la méditation et le pardon restaurent l'âme
- La détoxification renforce le cœur physiquement et spirituellement

Chapitre 12:
La Guérison Émotionnelle et le Pouvoir du Pardon

La Connexion Cœur-Esprit-Âme

« Par-dessus tout, garde ton cœur, car de lui viennent les sources de la vie. »

— Proverbes 4:23

Le cœur est plus qu'une pompe physique ; il est profondément connecté à notre vie émotionnelle et spirituelle. Les émotions non résolues — amertume, colère, peur et deuil — affectent non seulement le bien-être mental et spirituel mais aussi la santé cardiovasculaire. Le stress émotionnel chronique déclenche l'inflammation, élève la pression artérielle et accélère l'athérosclérose. La science confirme maintenant ce que l'Écriture enseigne depuis longtemps : l'état du cœur affecte tout le corps.

Comprendre les Blocages Émotionnels

Les blocages émotionnels peuvent provenir de : traumatismes ou pertes, trahison ou absence de pardon, peur ou anxiété, culpabilité et honte. Ces blocages peuvent se manifester physiquement comme : une oppression dans la poitrine, des palpitations, une mauvaise circulation et une fatigue chronique.

Le Pardon : La Médecine du Cœur

« Mais si vous ne pardonnez pas aux hommes, votre Père ne vous pardonnera pas non plus vos péchés. »

— Matthieu 6:15

Le pardon libère l'esprit et détend le corps, créant un espace pour la guérison. Refuser de pardonner maintient les hormones du stress élevées, constricte les vaisseaux sanguins et entrave la guérison.

Herbes pour le Soutien Émotionnel

- Mélisse — réduit l'anxiété, améliore l'humeur
- Scutellaire — calme la tension nerveuse
- Passiflore — favorise la tranquillité
- Lavande — apaise l'agitation et favorise un sommeil réparateur

Étapes vers la Guérison Émotionnelle

1. Identifier la Blessure — Reconnaître les émotions non résolues.

2. Libérer par la Prière — Confesser, se rendre et chercher la guidance de Dieu.
3. Pardonner et Lâcher Prise — Accorder le pardon même si la réconciliation n'est pas possible.
4. Chercher du Soutien — S'engager avec des amis de confiance, des mentors ou des conseillers.
5. Intégrer les Herbes et le Repos — Utiliser des remèdes à base de plantes apaisants pour soutenir la stabilité émotionnelle.

« Il guérit ceux qui ont le cœur brisé, et il panse leurs plaies. »

— Psaume 147:3

L'Effet Physique de la Guérison Émotionnelle

La recherche montre que pardonner et réduire le stress émotionnel : abaisse la pression artérielle, réduit le risque de crise cardiaque et d'AVC, améliore la fonction immunitaire et améliore la qualité du sommeil. La pratique spirituelle du pardon est inséparable de la santé physique du cœur.

Réflexion et Application

- Y a-t-il des blessures ou de l'amertume non résolues dans mon cœur ?

- Quelles émotions est-ce que je supprime ou nie ?
- Comment puis-je pratiquer le pardon et libérer ces fardeaux aujourd'hui ?

Prière de Réflexion :

« Seigneur, je remets les blessures que je porte. Apprends-moi à pardonner comme Tu m'as pardonné. Guéris mon cœur, soulage mon stress et laisse Ta paix couler à travers mon corps et mon esprit. Amen. »

Résumé du Chapitre

- Le stress émotionnel affecte directement la santé cardiovasculaire
- Le pardon est à la fois une médecine spirituelle et physique pour le cœur
- Les herbes et les pratiques douces soutiennent la résilience émotionnelle
- La guérison nécessite conscience, prière et action intentionnelle
- Un cœur restauré favorise le bien-être total — corps, esprit et âme

Chapitre 13:

Le Jeûne Biblique et la Détoxification

Le Jeûne : Une Pratique Divine pour le Corps et l'Esprit

« N'est-ce pas là le jeûne que j'ai choisi : détacher les liens de la méchanceté... délivrer ceux qui sont opprimés ? »

— Ésaïe 58:6

Le jeûne est un rythme sacré tissé dans toute l'Écriture. Il est à la fois une discipline spirituelle et une méthode naturelle pour soutenir la santé physique. En s'abstenant de nourriture ou de certains aliments pendant un certain temps, les systèmes de détoxification du corps bénéficient d'un espace pour se reposer, se purifier et se rajeunir.

Les Avantages Physiques du Jeûne

6. Détoxification améliorée — réduit la charge sur le foie, les reins et le système digestif.

7. Amélioration de la circulation — le sang devient moins visqueux ; les artères subissent une inflammation réduite.
8. Renouvellement cellulaire — le jeûne favorise l'autophagie, le processus naturel du corps pour nettoyer les cellules endommagées.
9. Gestion du poids et contrôle de la glycémie — soutient la santé cardiovasculaire.

« Soit que vous mangiez, soit que vous buviez, faites tout pour la gloire de Dieu. »

— 1 Corinthiens 10:31

Avantages Spirituels du Jeûne

- Prière accrue et intimité avec Dieu
- Clarté émotionnelle
- Repentance et Renouvellement

« Alors ta lumière poindra comme l'aurore, et ta guérison paraîtra promptement. »

— Ésaïe 58:8

Le jeûne spirituel produit souvent des améliorations mesurables de la paix, de la concentration et de la réduction du stress — qui influencent toutes directement la santé cardiaque.

Exemples Bibliques de Jeûne

- Daniel (Daniel 1:12–16 ; 10:2–3) — s'est abstenu de certains aliments pour la clarté spirituelle et la santé.
- Jésus (Matthieu 4:1–2) — a jeûné 40 jours dans le désert.
- L'Église primitive (Actes 13:2–3) — utilisait le jeûne dans la prise de décisions et la préparation spirituelle.

Directives pour un Jeûne Sûr

1. Consulter un professionnel — surtout pour ceux qui ont des problèmes de santé chroniques.
2. L'hydratation est essentielle — eau, tisanes et bouillons soutiennent la purification.
3. Commencer progressivement — jeûnes courts (12–24 heures) avant des périodes plus longues.
4. Rompre le jeûne doucement — réintroduire les aliments lentement pour éviter le stress digestif.
5. Combiner avec la prière et la méditation — le focus spirituel améliore les avantages physiques.

Herbes et Aliments pour Soutenir le Jeûne

- Citron, gingembre et pissenlit — soutien de la détoxification hépatique
- Tisanes de camomille et de menthe poivrée — calment le système digestif et nerveux
- Repas légers à base de plantes après le jeûne — restituent les nutriments sans surcharger le système

Réflexion et Application

- À quelle fréquence est-ce que je m'abstiens intentionnellement pour le renouvellement physique ou spirituel ?
- Quels fardeaux ou habitudes pourrais-je libérer par le jeûne ?
- Comment le jeûne peut-il améliorer ma santé cardiovasculaire tout en approfondissant mon cheminement spirituel ?

Prière de Réflexion :

« Seigneur, apprends-moi à jeûner d'une façon qui T'honore. Purifie mon corps, renouvelle mon esprit et renforce mon cœur. Que ce temps d'abstinence me rapproche de Toi et apporte la restauration à tout mon être. Amen. »

Résumé du Chapitre

- Le jeûne est une pratique d'inspiration biblique pour le renouvellement spirituel et physique
- Soutient la détoxification, la circulation et la santé cardiaque
- Améliore la clarté émotionnelle, la repentance et l'intimité avec Dieu
- Nécessite préparation, guidance et hydratation
- Fonctionne mieux associé à la prière, la méditation et une nutrition douce

Chapitre 14:

Protocoles Cardiaques Intégratifs

Tout Rassembler

« Dans la multitude des conseillers se trouve le salut. »

— Proverbes 11:14

Tout au long de ce livre, nous avons exploré les dimensions physiques, émotionnelles et spirituelles de la santé cardiaque. La santé cardiovasculaire holistique n'est pas une intervention unique ; c'est une intégration de la nutrition, des herbes, du mouvement, du sommeil, de la gestion du stress, des pratiques spirituelles et de la guérison émotionnelle.

Protocole Quotidien pour la Vitalité Cardiovasculaire

Routine Matinale :

- S'hydrater avec de l'eau chaude et du citron
- Étirements doux ou mouvement priant

- Tisane : aubépine ou mélisse pour la circulation et le calme
- Nutrition :
- Mettre l'accent sur les aliments complets et végétaux (fruits, légumes, légumineuses, noix)
- Graisses saines modérées : huile d'olive, avocat, graines riches en oméga-3
- Limiter le sucre, les aliments transformés et les graisses saturées
- Inspiration biblique optionnelle : repas végétaux style Daniel (Daniel 1:12–16)

Pratiques de Mi-journée :

- Courtes périodes de marche ou de mouvement doux
- Exercices de respiration profonde pour soulager le stress
- Réflexion sur l'état émotionnel et prière pour la guidance

Routine du Soir :

- Dîner léger avec des aliments complets
- Tisane : camomille ou passiflore pour un sommeil réparateur
- Journal, méditation ou prière pour libérer le stress

- Horaire de sommeil cohérent aligné sur le rythme circadien naturel

Protocoles à Base de Plantes

Soutien Circulatoire :

- Aubépine — renforce le muscle cardiaque, améliore le flux sanguin
- Ail — soutient une pression artérielle et un cholestérol sains
- Curcuma — anti-inflammatoire et protecteur cardiovasculaire

Équilibre du Stress et des Émotions :

- Mélisse — soulagement de l'anxiété
- Scutellaire — calmant pour le système nerveux
- Lavande — favorise la relaxation et un sommeil réparateur

Détoxification et Renouvellement :

- Racine de pissenlit — soutien hépatique et rénal
- Chardon-Marie — régénération hépatique
- Gingembre — soutien digestif et circulatoire

« Soit que vous mangiez, soit que vous buviez... faites tout pour la gloire de Dieu. »

— 1 Corinthiens 10:31

Exercice et Mouvement

- Marche, natation ou yoga 20–45 minutes par jour
- Entraînement en force 2–3 fois par semaine
- Étirements et exercices de mobilité pour la circulation et la flexibilité

Intégration Spirituelle : Le mouvement peut s'accompagner de prière, méditation ou réflexion de gratitude. La gestion physique est un acte d'honorer la conception de Dieu pour votre corps.

Réduction du Stress et Soins Émotionnels

- Méditation quotidienne, prière ou journal
- Libérer le ressentiment par le pardon
- S'engager dans une communauté de soutien ou un conseil
- Utiliser des herbes apaisantes au besoin pour réduire la pression cardiovasculaire liée au stress

« Déchargez-vous sur lui de tous vos soucis, car lui-même prend soin de vous. »

— 1 Pierre 5:7

Jeûne et Détoxification Hebdomadaires

- Jeûnes courts (12–24 heures) pour le nettoyage interne

- 1–2 fois par semaine ou jeûne prolongé mensuel (sous guidance professionnelle)
- Combiner avec la prière, la méditation et le journal
- Repas légers à base de plantes après le jeûne pour reconstituer les nutriments

Intégrer les Pratiques Spirituelles

- Lecture des Écritures, prière et culte
- Réflexion sur les promesses de Dieu pour la restauration (Jérémie 30:17, Ésaïe 58:8)
- Pardon et libération émotionnelle
- Journal de gratitude pour améliorer la joie et réduire le stress

« Un cœur joyeux est un bon remède, mais un esprit brisé dessèche les os. »

— Proverbes 17:22

Exemple de Protocole (Illustratif)

Patient : 45 ans avec hypertension, stress et athérosclérose légère

Matin : Eau chaude citronnée + tisane d'aubépine ; marche de 15 minutes avec prière ou réflexion de gratitude

Mi-journée : Déjeuner végétal (légumes, légumineuses, graines) ; exercices de respiration profonde

Soir : Dîner léger avec herbes (curcuma, ail) ; tisane de camomille ; journal de pardon et réflexion

Hebdomadaire : Jeûne de 12–16 heures ; yoga ou étirements 3 fois/semaine ; révision de l'état émotionnel et des objectifs spirituels

Réflexion et Application

- Comment puis-je intégrer nutrition, herbes, exercice et prière dans un rythme quotidien ?
- Quelles habitudes drainent mon cœur et lesquelles le restaurent ?
- Comment puis-je créer un plan holistique durable pour une vitalité à vie ?

Prière de Réflexion :

« Seigneur, aide-moi à gérer mon corps, mon esprit et mon âme. Guide-moi dans des choix quotidiens qui renforcent mon cœur, restaurent mon âme et T'honorent. Que ma vie reflète Ta guérison et Ton amour. Amen. »

Résumé du Chapitre

- La santé cardiaque nécessite une approche intégrée : physique, émotionnelle et spirituelle
- Les routines quotidiennes, les herbes, la nutrition, le mouvement, la gestion du stress et la prière forment un protocole holistique

- Le jeûne et la détoxification hebdomadaires améliorent le renouvellement physiologique et spirituel
- La réflexion et l'ajustement continus assurent la santé cardiaque à vie

Chapitre 15: La Guérison comme Mode de Vie, Non comme Événement

Le Voyage de la Santé Cardiaque à Vie

« Quoi que vous fassiez, faites-le de bon cœur, comme pour le Seigneur et non pour des hommes.»

— Colossiens 3:23

La guérison n'est pas un événement ponctuel ; c'est un voyage à vie. Tout comme le cœur bat continuellement, nos soins pour le corps, l'esprit et l'âme doivent être continus. Beaucoup de personnes cherchent des solutions rapides pour les problèmes cardiovasculaires, mais la conception de Dieu appelle à la gestion, à la cohérence et à une vie intentionnelle. Votre santé est une responsabilité sacrée — un partenariat avec Dieu.

Gestion Quotidienne : Petites Habitudes, Grand Impact

1. Nutrition — Adopter des aliments complets et végétaux de manière cohérente.
2. Mouvement — Marche quotidienne, étirements ou autre activité physique.
3. Pratiques Spirituelles — Prière, méditation, lecture des Écritures.
4. Santé Émotionnelle — Pardon, journal et gestion du stress.
5. Sommeil et Repos — Honorer le besoin de rajeunissement du corps.

« Reconnais-le dans toutes tes voies, et il aplanira tes sentiers. »

— Proverbes 3:6

De petites pratiques quotidiennes se composent en santé et vitalité à long terme.

Changement de Mentalité : La Guérison comme Partenariat

La guérison est un effort coopératif :

- Dieu fournit la restauration (Jérémie 30:17)
- Nous fournissons la discipline et la gestion (1 Corinthiens 6:19–20)
- La communauté fournit le soutien (Proverbes 11:14)

Voir la santé comme un partenariat déplace l'accent des solutions temporaires vers des changements de mode de vie durables.

Créer un Style de Vie Durable

- Planifiez vos journées : prévoyez du temps pour les repas, le mouvement, la prière et le sommeil.
- Suivez vos progrès : utilisez des journaux pour la croissance physique, émotionnelle et spirituelle.
- Ajustez progressivement : un changement durable vient de pas réguliers, non de transformations extrêmes.
- Célébrez les étapes : chaque amélioration, aussi petite soit-elle, honore la conception de Dieu.

« Recommande ton œuvre à l'Éternel, et tes projets réussiront. »

— Proverbes 16:3

Intégration des Leçons des Chapitres Précédents

- Nutrition et Herbes : régimes à base de plantes et herbes de soutien cardiaque.
- Exercice et Repos : mouvement associé à un sommeil réparateur.

- Détox et Jeûne : purification physique et spirituelle.
- Pardon et Guérison Émotionnelle : les toxines émotionnelles désobstruent à la fois le cœur et les artères.
- Pratiques Spirituelles : la prière, la méditation et l'Écriture renforcent la santé holistique.

L'intégration transforme les solutions à court terme en vitalité à long terme.

Témoignages de Guérison à Vie

Étude de cas 1 : Une femme souffrant d'hypertension et de stress chronique a adopté un protocole holistique comprenant un soutien herbal, une prière quotidienne et des exercices de pardon. En six mois, sa pression artérielle s'est normalisée, son bien-être émotionnel s'est amélioré et elle a rapporté une joie spirituelle renouvelée.

Étude de cas 2 : Un homme en convalescence après une maladie cardiaque au stade précoce a combiné une nutrition à base de plantes, le jeûne intermittent et la réflexion scripturaire hebdomadaire. Sa circulation s'est améliorée, il a perdu le poids excédentaire et il a connu une intimité plus profonde avec Dieu.

Ces exemples mettent en évidence que des pratiques de mode de vie cohérentes maintiennent la santé avec le temps.

Réflexion et Application

- Quelles habitudes quotidiennes honorent mon cœur et mon esprit ?
- Comment puis-je aligner mon mode de vie avec la conception de Dieu pour la restauration ?
- Quels petits changements aujourd'hui mèneront à une vitalité à long terme ?

Prière de Réflexion :

« Seigneur, apprends-moi à marcher quotidiennement dans la santé, honorant mon corps comme Ton temple. Que chaque battement de cœur reflète Ta puissance vivifiante. Aide-moi à cultiver des habitudes qui renforcent mon corps, renouvellent mon esprit et me rapprochent de Toi. Amen. »

Résumé du Chapitre

- La guérison est un voyage, non un événement ponctuel
- Une gestion cohérente du corps, de l'esprit et de l'âme produit une santé durable
- L'intégration de la nutrition, des herbes, du mouvement, des soins émotionnels et des pratiques spirituelles est essentielle
- Le partenariat avec Dieu et la communauté assure une vitalité à vie

Chapitre 16:

La Promesse de Restauration de Dieu

Un Cœur Restauré par Dieu

« Je te rendrai la santé, je guérirai tes blessures, dit l'Éternel. »

— Jérémie 30:17

Dieu n'est pas seulement préoccupé par notre bien-être spirituel ; il se soucie profondément de nos corps physiques. La promesse de restauration s'étend à chaque partie de notre vie : cœur, esprit et âme. La restauration est un partenariat divin : Dieu fournit le pouvoir de guérison, tandis que nous adoptons des pratiques qui honorent Sa conception.

Assurance Biblique de la Guérison

L'Écriture offre d'innombrables exemples de restauration physique et spirituelle :

- Ésaïe 58:8 : « Ta lumière poindra comme l'aurore, et ta guérison paraîtra promptement... » — Promet que l'obéissance, l'humilité et le jeûne apportent le renouvellement.

- 3 Jean 1:2 : « Bien-aimé, je souhaite que tu prospères à tous égards et que tu sois en bonne santé, comme ton âme prospère. » — Dieu désire la prospérité holistique.
- Psaume 147:3 : « Il guérit ceux qui ont le cœur brisé, et il panse leurs plaies. » — Les blessures émotionnelles et spirituelles affectent la santé physique du cœur.

Ces versets nous rappellent que la restauration de Dieu englobe chaque aspect de notre être.

Histoires de Guérison

Restauration Physique : Une patiente avec un taux de cholestérol élevé a adopté un régime à base de plantes, des protocoles herbaux et une méditation priante. En quelques mois, les résultats des tests de laboratoire se sont améliorés, et elle a rapporté une énergie renouvelée et un sentiment de paix.

Guérison Émotionnelle : Un autre individu accablé par le deuil et le ressentiment a incorporé des exercices de pardon et un journal avec une réflexion scripturaire quotidienne. Avec le temps, l'anxiété a diminué, la pression artérielle s'est normalisée et la joie spirituelle a été restaurée.

Renouvellement Spirituel : Un homme qui pratiquait constamment le jeûne, la prière et des routines holistiques a connu une intimité approfondie avec Dieu, des niveaux de stress diminués et une santé cardiovasculaire améliorée.

Ces témoignages illustrent que la guérison holistique — corps, esprit et âme — est possible quand elle est combinée avec la foi et l'action.

Restauration par des Pratiques Holistiques

Pour vivre la promesse de restauration de Dieu :

1. Nourrir le Corps : Manger des aliments complets, bouger régulièrement, soutenir votre système circulatoire avec des herbes, et honorer le repos et le sommeil.
2. Guérir Émotionnellement : Pratiquer le pardon, libérer l'amertume et s'engager dans la réflexion et le conseil si nécessaire.
3. Se Renouveler Spirituellement : La prière quotidienne, la lecture des Écritures, la méditation et le jeûne renforcent la connexion avec Dieu.
4. Intégrer de Manière Holistique : Combiner les pratiques physiques, émotionnelles et spirituelles pour un impact maximal.
5. Faire Confiance au Timing de Dieu : La guérison peut être progressive, mais elle est

certaine quand elle est alignée avec la volonté de Dieu.

« Il restaure mon âme ; il me conduit dans les sentiers de la justice, à cause de son nom. »

— Psaume 23:3

Réflexion et Application

- Où dans ma vie ai-je besoin de la restauration de Dieu — physiquement, émotionnellement ou spirituellement ?
- Comment puis-je aligner mon mode de vie avec la conception de Dieu pour une santé complète ?
- Quelles pratiques cohérentes me permettront de m'associer à Dieu dans la guérison ?

Prière de Réflexion :

« Seigneur, je reçois Ta promesse de restauration. Guéris mon cœur, renouvelle mon esprit et renforce mon corps. Guide-moi dans des pratiques quotidiennes qui T'honorent, et laisse Ta puissance vivifiante couler dans chaque partie de moi. Amen.»

Résumé du Chapitre

- La restauration de Dieu s'étend au corps, à l'esprit et à l'âme
- L'Écriture affirme son désir de guérison holistique

- L'application pratique de la nutrition, des herbes, de l'exercice, des soins émotionnels et des pratiques spirituelles soutient la restauration divine
- La guérison est un partenariat : les pratiques de mode de vie cohérentes rencontrent le pouvoir de restauration de Dieu
- La foi, la patience et l'intégration créent une vitalité durable

Annexes

Ces annexes sont conçues pour fournir des outils pratiques et actionnables aux lecteurs. En combinant les remèdes à base de plantes, les conseils alimentaires, la tenue d'un journal et la réflexion scripturaire, les lecteurs peuvent mettre en œuvre un protocole cardiovasculaire holistique qui nourrit le corps, l'esprit et l'âme.

Annexe A: Tableau des Herbes pour la Santé Cardiovasculaire

Herbe	Avantages Principaux	Usage / Dosage	Précautions
Aubépine	Soutient le muscle cardiaque, améliore la circulation	Tisane : 1–2 c. à café de feuilles séchées par tasse	Éviter avec des médicaments cardiaques sans surveillance
Ail	Abaisse le cholestérol, soutient une PA saine	Cru, gélules ou cuit	Peut fluidifier le sang ; consulter si sous anticoagulant s
Curcuma	Anti-inflammatoir e, réduit les plaques artérielles	½–1 c. à café en poudre ou gélules	Des doses élevées peuvent irriter l'estomac

Mélisse	Calme le système nerveux, réduit l'anxiété	Tisane ou teinture, 1–2 tasses/jour	Peut causer de la somnolence
Scutellaire	Tonique du système nerveux, guérison émotionnelle	Tisane ou teinture, 1 tasse/jour	Éviter pendant la grossesse
Racine de Pissenlit	Soutien hépatique et rénal	Tisane ou décoction, 1–2 tasses/jour	Peut interagir avec les diurétiques
Chardon-Marie	Soutient la régénération hépatique	Gélules ou tisane, suivre les instructions	Des réactions allergiques sont possibles
Gingembre	Améliore la circulation, réduit l'inflammation	Tisane, cru ou gélules	Peut augmenter le risque de saignement
Camomille	Favorise un sommeil réparateur	Tisane, 1–2 tasses avant le coucher	Peut provoquer des allergies chez certains

Passiflore	Aide au sommeil, réduit le stress	Tisane ou teinture, suivre les instruction s	Éviter pendant la grossesse

Conseil : Les herbes fonctionnent mieux de façon cohérente et en combinaison avec une alimentation, un exercice et des pratiques spirituelles appropriés.

Annexe B:

Exemples de Plans de Repas et de Tisanes

Petit-déjeuner :

- Flocons d'avoine préparés la veille avec graines de chia, baies et lait d'amande
- Tisane : aubépine ou mélisse

Déjeuner :

- Salade de quinoa avec légumes verts mélangés, pois chiches, avocat et vinaigrette à l'huile d'olive
- Infusion herbale optionnelle : tisane gingembre-citron

Collation :

- Poignée de noix et fruits
- S'hydrater avec de l'eau ou une tisane

Dîner :

- Légumes cuits à la vapeur avec lentilles ou haricots
- Riz brun ou patate douce

- Tisane : camomille ou passiflore avant le coucher

Notes :

- Mettre l'accent sur des aliments saisonniers, complets et végétaux
- Inclure des herbes quotidiennement pour la circulation et la relaxation
- Hydratation : minimum 8 tasses d'eau/jour

Annexe C:

Questions de Réflexion et Écritures

Exemples de Réflexion par Chapitre :

Santé Cardiovasculaire : « Comment est-ce que je garde mon cœur physiquement et spirituellement ? » (Proverbes 4:23)

Guérison Émotionnelle : « Quels ressentiments dois-je libérer par le pardon ? » (Éphésiens 4:31–32)

Jeûne et Détox : « Comment le jeûne peut-il approfondir ma confiance en la provision de Dieu ? » (Ésaïe 58:6–8)

Conseil pour le Journal : Rédigez des réflexions quotidiennes ou hebdomadaires reliant vos habitudes physiques à des perceptions spirituelles.

Annexe D:
Glossaire des Termes

Athérosclérose : Durcissement ou rétrécissement des artères dû à l'accumulation de plaques

Autophagie : Le processus du corps pour nettoyer les cellules endommagées

Détoxification : Élimination des toxines via le foie, les reins, le côlon et la peau

Santé Holistique : Intégration du corps, de l'esprit et de l'âme dans le bien-être

Jeûne Intermittent : Un schéma contrôlé d'alimentation et d'abstention pour soutenir le métabolisme et la détoxification

Système Nerveux : Réseau régulant la fréquence cardiaque, la pression artérielle et la réponse au stress

Annexe E:

Lectures Complémentaires et Ressources

- Balch, Phyllis A. Prescription for Nutritional Healing
- Murray, Michael. The Healing Power of Herbs
- Dean Ornish, M.D. Undo It!
- Archives de Recherche Herbale PubMed
- Programme de Plantes Médicinales de l'Université Cornell
- Ressources de l'Association Américaine des Praticiens Sans Médicaments
- La Sainte Bible (diverses traductions)

Références aux Écritures (Versets Clés)

1 Corinthiens 6:19-20

Proverbes 4:23

Jacques 4:6-7

Ésaïe 58

Jérémie 30:17

3 Jean 1:2

Psaume 23:3

Psaume 127:2

Bibliographie

- Balch, Phyllis A. Prescription for Nutritional Healing
- Murray, Michael. The Healing Power of Herbs
- Dean Ornish, M.D. Undo It!
- Références scripturaires (La Sainte Bible)
- Archives de Recherche Herbale PubMed
- Programme de Plantes Médicinales de l'Université Cornell
- Ressources de l'Association Américaine des Praticiens Sans Médicaments

www.ingramcontent.com/pod-product-compliance
Lightning Source LLC
LaVergne TN
LVHW011519200926
848484LV00001B/72